INSTRUCTIONS

A l'usage
des Agents des trains
sur les
premiers soins à donner aux blessés
avant l'arrivée du Médecin
à l'aide des objets
contenus dans les boîtes de secours
des trains

CONDUCTEURS

PARIS
IMPRIMERIE TYPOGRAPHIQUE ET LITHOGRAPHIQUE
C. LAMY
124, Boulevard de La Chapelle

1900

INSTRUCTIONS.

A L'USAGE

DES AGENTS DES TRAINS

SUR LES PREMIERS SOINS A DONNER AUX BLESSÉS

AVANT L'ARRIVÉE DU MÉDECIN

A L'AIDE DES OBJETS

CONTENUS DANS LES BOITES DE SECOURS DES TRAINS

CONSIDÉRATIONS GÉNÉRALES

Les accidents sur les voies ferrées présentent les variétés les plus grandes et quelquefois les plus inattendues. La conduite à tenir ne peut donc être ramenée à une formule simple et générale.

Souvent une seule personne sera victime d'un accident,

Dans des cas heureusement plus rares, le nombre des blessés sera plus ou moins grand.

En tout cas, la première règle est :

D'envoyer chercher un ou plusieurs Médecins et de hâter leur arrivée par tous les moyens possibles ;

De dégager les blessés des wagons et des débris ;

De les rassurer le plus possible et de ne pas manifester par des paroles, des cris, des gestes, l'impression que peut inspirer leur état ; de procéder avec calme et sang-froid à l'administration des premiers soins.

RELÈVEMENT DES BLESSÉS

Le rôle des agents en attendant l'arrivée du médecin est de *relever les blessés et les faire transporter en un endroit convenable; de s'occuper tout d'abord de ceux qui paraissent courir le plus grand danger.*

Si les blessés sont dans des voitures brisées ou renversées, il faut d'abord les en retirer. Cette extraction doit être faite avec les plus grandes précautions, afin d'éviter, autant que possible, les souffrances que des mouvements inconsidérés ne manqueraient pas de développer.

Quand la voiture est complètement renversée sur le côté, deux hommes doivent procéder ensemble à ce sauvetage. L'un reste sur le côté supérieur de la voiture renversée, et par la portière ouverte, s'efforce d'attirer à lui, de hisser les personnes qu'il peut atteindre ; tandis que l'autre, pour faciliter cette manœuvre, descend dans le compartiment et aide les personnes qui s'y trouvent tant à se relever qu'à remonter jusqu'à l'orifice de la portière libre.

Lorsque les blessés sont pris, soit entre deux pièces de train, soit entre une de ces pièces et le sol, de façon à ne pouvoir être dégagés, il faut bien se garder de chercher à les retirer en faisant de violents efforts, car ces efforts, le plus souvent inutiles, n'auraient, dans l'immense majorité des cas, d'autres résultats que d'aggraver une situation déjà sérieuse et de créer de nouveaux dangers, tandis que la patience et la modération ménageraient toutes les chances de salut.

On devra donc d'abord chercher à écarter l'une de l'autre avec des coins, des leviers, des crics ou par tout autre moyen, les pièces qui compriment le blessé et on attendra pour essayer de retirer ce dernier, que l'espace soit assez grand pour lui permettre de glisser sans tiraillements et sans efforts.

TRANSPORT DES BLESSÉS

A mesure que les blessés seront retirés du milieu d s voitures et des débris du train, on les transportera hors de la voie, en les soustrayant autant que possible aux regards des autres voyageurs, et s'il est possible aussi, on les placera *sous un abri, dans une maison de garde, dans une salle de gare, même dans un fourgon ; en tous cas, on les garantira du froid, de l'humidité aussi bien que du plein soleil.*

Les individus légèrement blessés, ceux dont les membres supérieurs seuls auront été atteints, pourront ordinairement se transporter eux-mêmes, soit seuls, soit en s'appuyant sur le bras d'une autre personne, jusqu'au lieu, d'ailleurs très proche, qui sera choisi pour procéder au premier pansement. Il en sera de même de ceux qui n'auront que des plaies légères de la tête ou du tronc. Quant aux personnes qui auront des blessures graves de ces parties, il faudra les transporter à bras ou sur un brancard, et il en sera de même de celles qui auront des fractures des membres inférieurs, que ces fractures soient simples ou compliquées de plaies.

Le transport des blessés nécessite certaines précautions. Si l'on a un brancard, on le met à terre, les pieds du brancard derrière la tête du blessé; les deux porteurs se placent de chaque côté du blessé, lui passent leurs mains sous le dos et sous les cuisses, le soulèvent et le portent en remontant parallèlement du pied vers la tête du brancard sur lequel ils le déposent le plus doucement possible.

(Fig. 1, voir page 11.)

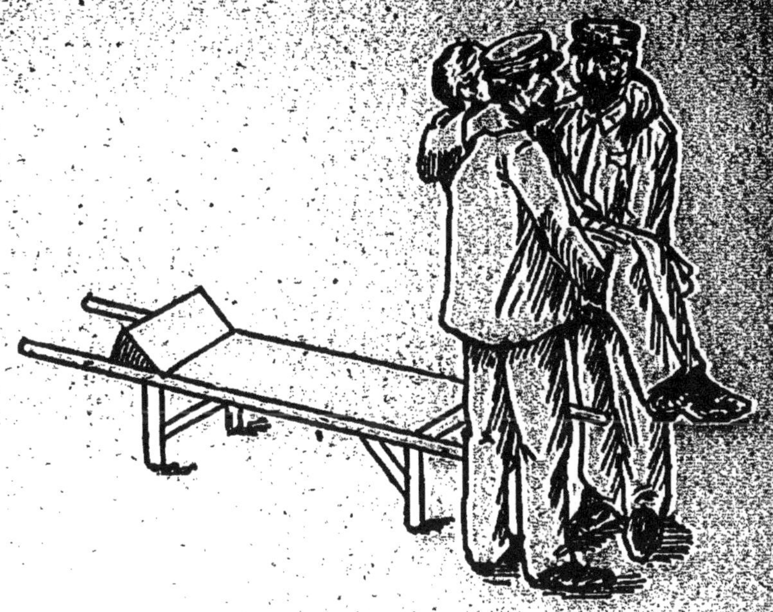

Fig. 1.

En l'absence d'un brancard, il y a toujours avantage à ce que le transport du
blessé soit fait par un seul homme suffisamment fort et vigoureux. Pour cela le
porteur glisse un bras sous les jarrets et
l'autre sous le dos du blessé, un peu
au-dessous des épaules; le blessé se cram-
ponne de son mieux en passant ses deux
bras autour du cou du porteur qui l'enlève
ainsi tout d'une pièce, sans secousse.

(Fig. 2, voir page 12.)

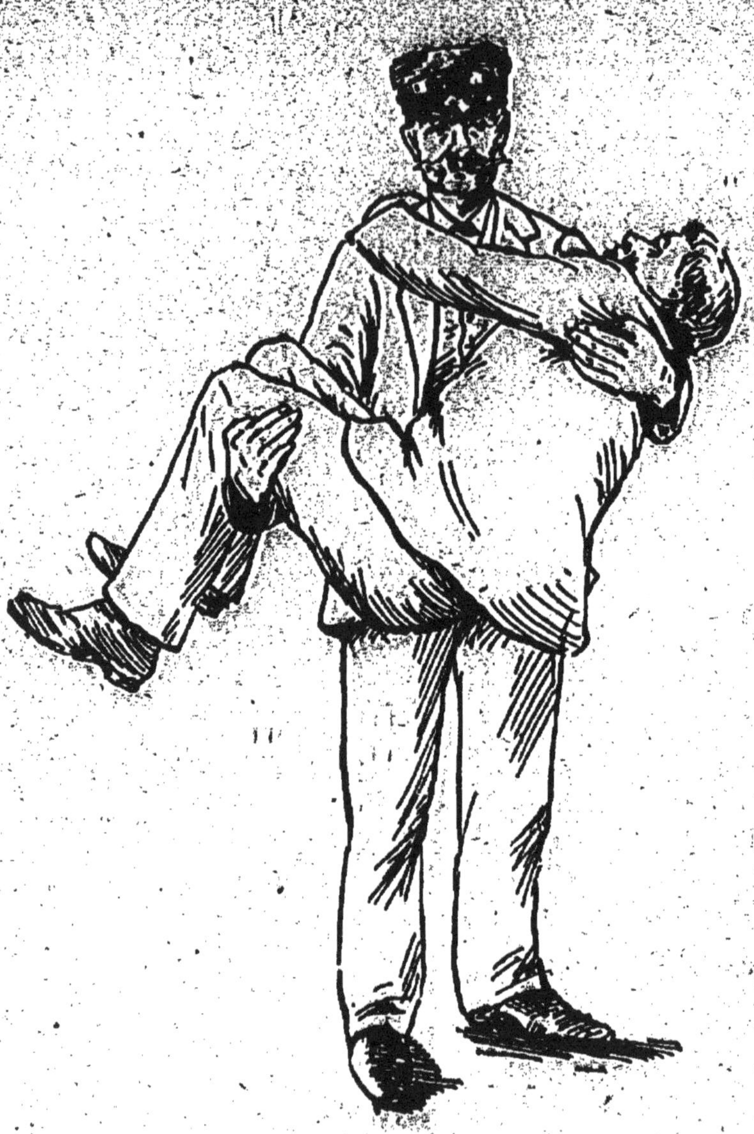

Fig. 2.

Si le blessé ne peut s'aider lui-même ou s'il est trop lourd pour être transporté par un homme seul, deux hommes se réunissent pour le porter, en enlaçant leurs bras sous les jarrets et sous les épaules, de façon à former une sorte de civière.

(Fig. 3 et 4, voir page suivante.)

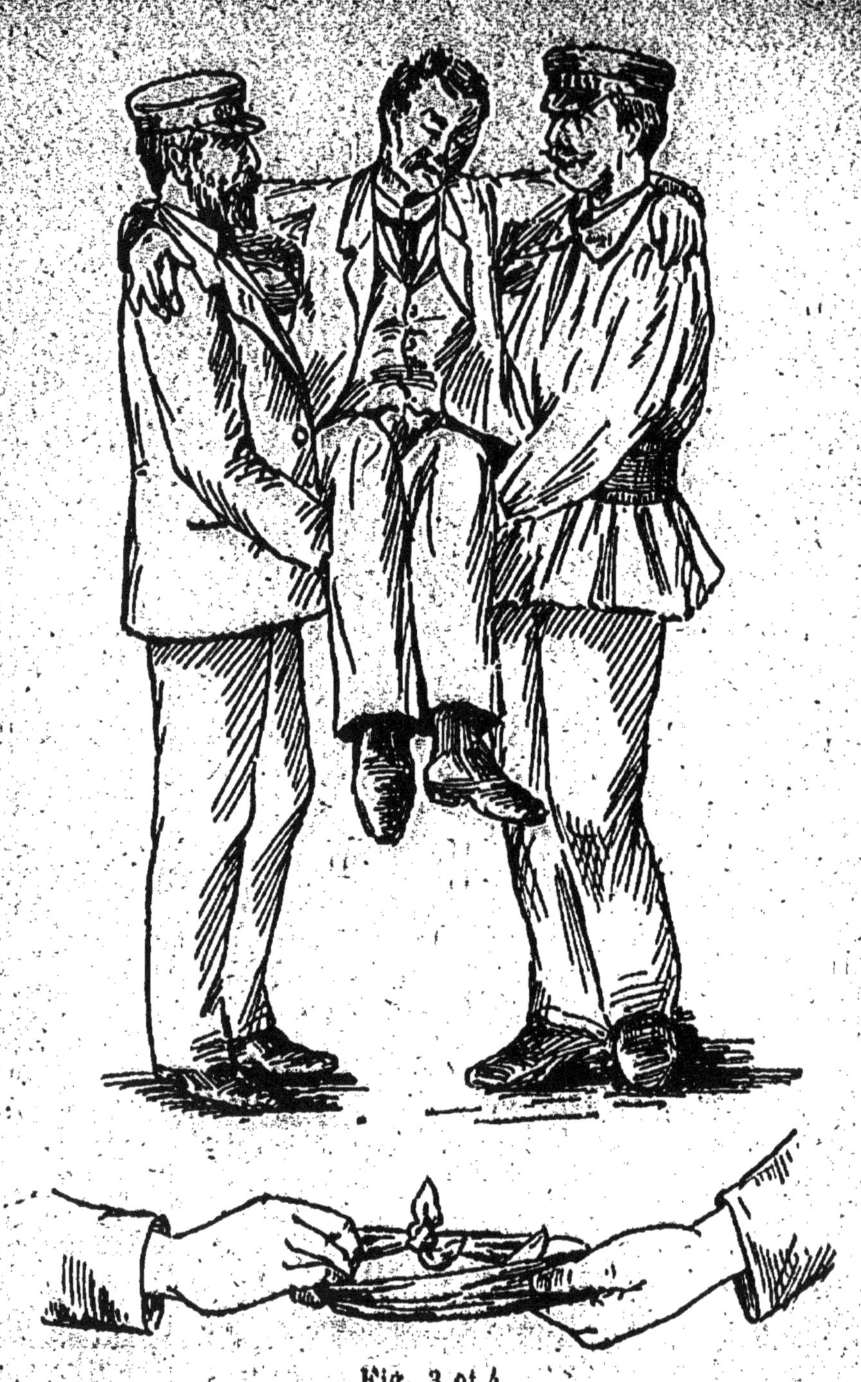

Fig. 3 et 4

Si on s'aperçoit que le blessé a une jambe brisée, on aura soin, avant de la soulever, pour le transporter, comme il vient d'être dit, d'assurer l'immobilité des fragments de la fracture par les moyens qui seront indiqués plus loin (*voir fractures*).

Il faut bien se garder de chercher à faire se tenir debout ou marcher un blessé chez lequel on soupçonne une fracture de jambe.

Telles sont les règles que l'on doit suivre pour le relèvement et le transport des blessés.

Mais il est des blessés dont il faut s'occuper de suite, même avant de songer à les transporter, ce sont ceux :

Qui sont atteints de plaies et perdent du sang en abondance ;

Qui ont perdu connaissance ;

Qui ont des fractures et dont il est nécessaire d'immobiliser les membres fracturés.

Nous allons indiquer d'abord quels sont les soins que l'on devra donner aux blessés atteints de plaies, d'hémorragies, de perte de connaissance, de fractures.

SOINS A DONNER AUX BLESSÉS

PLAIES

La guérison rapide et sans complications d'une plaie dépend des soins donnés, aussi la personne appelée à panser une plaie devra-t-elle suivre rigoureusement les instructions suivantes :

Elle devra :

1° *Découvrir avec soin et avec douceur la partie blessée*, couper au besoin avec des ciseaux les vêtements qui recouvrent la plaie.

2° Avant de toucher la plaie, *se savonner soigneusement et à fond les mains et les avant-bras*, dans tous les sens, avec une brosse à ongles imbibée d'eau savonneuse, parcourir avec cette brosse, à plusieurs reprises, la rainure des ongles.

Ce savonnage terminé, *plonger les mains dans une dissolution de sublimé* (1) et se garder de les essuyer, quelque propre que puisse paraître le linge qui pourrait servir ou de les souiller en touchant les objets ou vêtements suspects.

3° *Laver la plaie avec une autre solution de sublimé* préparée de la même manière que précédemment.

Prendre pour cela un morceau d'ouate hydrophile dans le paquet portant l'étiquette «Ouate hydrophile», l'imbiber d'eau de sublimé et faire couler d'une petite hau-

---

(1) Pour faire la solution de sublimé, on se servira des pastilles qui se trouvent dans les tubes. Chaque pastille contenant cinquante centigrammes de sublimé, il faudra faire dissoudre deux pastilles dans un litre d'eau pour avoir une solution au millième, solution dont les propriétés antiseptiques sont suffisantes.

teur un filet d'eau sur la plaie en comprimant le tampon d'ouate (1).

Il ne faut jamais frotter une plaie pour détacher quoi que ce soit, on la ferait saigner.

On ne doit pas davantage chercher à enlever les caillots de sang.

Si la peau présente des lambeaux de chair pendants, on doit s'abstenir de les couper.

4° Si la plaie contient des corps étrangers tels que grains de sable, morceaux de bois, de fer, etc., on peut extraire ces corps étrangers avec les doigts ou une pince flambée, mais seulement si l'extraction peut se faire facilement.

Dans le cas contraire, on doit laisser le corps étranger jusqu'à l'arrivée du médecin.

(1) Sous aucun prétexte on ne doit se servir d'éponge, le coton hydrophile en tient lieu.

Le lavage de la plaie effectué, on devra, si le voisinage de la plaie est sale, le frotter doucement avec un bourdonnet de ouate hydrophile imbibé d'eau de sublimé.

Mais il faut bien se garder de toucher la plaie avec le bourdonnet qui a servi à nettoyer la peau.

5° Après avoir lavé et nettoyé la plaie on la pansera : on prendra dans la boîte de secours un des paquets de pansement qui y sont contenus, on l'ouvrira et on suivra les indications suivantes :

On appliquera directement sur la plaie le plumasseau de charpie de bois au sublimé, en ayant soin de ne pas toucher avec les doigts la surface qui doit être en contact avec la plaie et de dépasser legèrement l'étendue de la plaie ;

On recouvrira le plumasseau de la compresse ;

On placera sur le tout le taffetas imperméable ;

On maintiendra le pansement à l'aide de quelques tours de la bande contenue dans le paquet et on fixera la bande avec les épingles de sûreté ;

Si la plaie siégeait à la poitrine ou à l'abdomen, on se servirait pour maintenir le pansement du drap fanon plié en deux ou trois dans sa largeur. On en entourera le corps du blessé et on le fixera avec des épingles. C'est ce qu'on appelle le bandage de corps.

On doit suivre rigoureusement toutes ces règles. — Pour avoir le droit de se dispenser de ces précautions si nécessaires, il faut qu'une hémorragie par la plaie mette en danger la vie du blessé ; on doit alors passer outre, arrêter le sang coûte que coûte ; on pansera et purifiera la plaie quand le danger sera passé.

Plaies de tête.

Lorsqu'une plaie siège à la tête et intéresse le cuir chevelu, il faut, pour pouvoir la nettoyer convenablement, *avoir soin de couper les cheveux avec les ciseaux de la trousse, le plus ras possible tout autour de la plaie,* et de façon que les cheveux non coupés ne puissent venir au contact de la plaie. Dans ces régions, plus difficiles à nettoyer, on apportera un grand soin au lavage des bords de la plaie, on la pansera ensuite, comme il est dit plus haut.

HÉMORRAGIES

Lorsque le sang coule d'une plaie avec une certaine abondance, il y a lieu d'aviser de suite.

Ce sont les blessés atteints d'hémorragie qu'il faut panser les premiers, car la perte de sang est toujours un accident grave.

Si la blessure siège aux membres, la première chose à faire est de tenir le membre élevé aussi verticalement que possible. Cette position facilite singulièrement l'arrêt du sang.

La conduite à tenir, ceci fait, varie suivant que le sang s'écoule en nappe, suintant en quelque sorte de toute la surface de la plaie ou suivant qu'il s'écoule en jet.

1° Le sang s'écoule en nappe, en suintant.

Si le sang s'écoule d'une plaie en nappe et en petite quantité, *l'application du pansement individuel des boîtes de secours ou d'un tampon de ouate hydrophile imbibé d'eau de sublimé et bien exprimé* peut suffire pour arrêter l'hémorragie, si l'on a soin de serrer convenablement la bande qui doit maintenir le pansement.

2° Le sang s'écoule par jet.

La perte du sang par jet constitue un accident grave, parce qu'elle indique qu'un vaisseau artériel ou veineux a été coupé.

On ne doit pas alors perdre son temps à transporter le blessé dans un endroit plus propice; il faut lui porter secours là même où il se trouve, sous peine de le voir succomber.

Lorsque le sang s'écoule par jet, il est noir et coule par jet uniforme, c'est alors une grosse veine qui est blessée, ou bien il est rouge clair, sort en jet saccadé, c'est alors une artère qui a été lésée.

Quels que soient le volume, la force et la couleur du jet, la première chose à faire est de porter hardiment un ou plusieurs doigts désinfectés ou entourés d'un linge propre, si possible est (1), sur la partie d'où part le sang et d'appuyer jusqu'à ce que le sang cesse de couler.

Si, par ce moyen, on réussit à arrêter l'hémorragie, on laisse le doigt en place jusqu'à ce qu'une autre personne ait eu le temps de préparer, après s'être lavé les mains à fond, de petits tampons de ouate hydrophile, trempés dans une solution de sublimé et ensuite fortement exprimés.

Alors on en insinuera un jusque dans

---

(1) Il a été dit, article *Plaies*, que si une hémorragie met en danger les jours du blessé, il faut arrêter le sang coûte que coûte sans se préoccuper de désinfecter ses mains; on purifiera la plaie quand le danger sera passé.

le fond de la plaie, sous le doigt dont la pression a arrêté l'hémorragie, et on le maintiendra en place avec ce doigt ; on en glissera deux, trois ou un plus grand nombre, jusqu'à ce que la plaie soit comblée, et quand elle aura été remplie, on recouvrira le tout de compresses de gaze imbibées d'eau de sublimé et on maintiendra ce pansement en place avec une bande assez fortement serrée.

Si l'hémorragie est veineuse, c'est-à-dire si le jet de sang est noir et uniforme, on serrera la bande plus fortement au dessous de la plaie, du côté de la main ou du pied par exemple.

Si l'hémorragie est due à la section d'une artère, c'est-à-dire si le jet de sang est rouge et saccadé on serrera plus fortement la bande au-dessus de la plaie, du côté de la hanche ou de l'épaule.

Hémorragie artérielle. — Ces moyens suffiront pour arrêter une hémorragie due à la blessure d'une veine ou d'une petite artère; mais ils seront ordinairement impuissants si une grosse artère a été coupée, si le jet de sang d'un rouge vif et saccadé est volumineux.

On pourra toujours commencer par les mettre en usage, mais dès qu'on s'apercevra de leur inefficacité, il faudra, sans tarder, avoir recours à d'autres moyens, car le cas est grave, et l'hémorragie peut amener très rapidement la mort du blessé.

Le moyen le plus prompt, le plus facile et en même temps le plus efficace est encore l'application des doigts au fond de la plaie sur le point d'où sort le sang et la compression énergique sur ce point.

Et quand on sera parvenu à se rendre maître de l'écoulement sanguin, il faudra rester en place jusqu'à ce qu'un secours plus efficace puisse être mis en œuvre, au besoin jusqu'à *l'arrivée d'un Médecin*.

C'est alors que l'on peut se servir de la bande hémostatique ou des pinces hémostatiques.

1° Bande hémostatique. — Si la plaie qui donne naissance à l'écoulement de sang siège aux membres, il faut arrêter la circulation dans le membre à l'aide de la bande hémostatique.

On fera prendre cette bande dans la boîte de secours et on la fera appliquer.

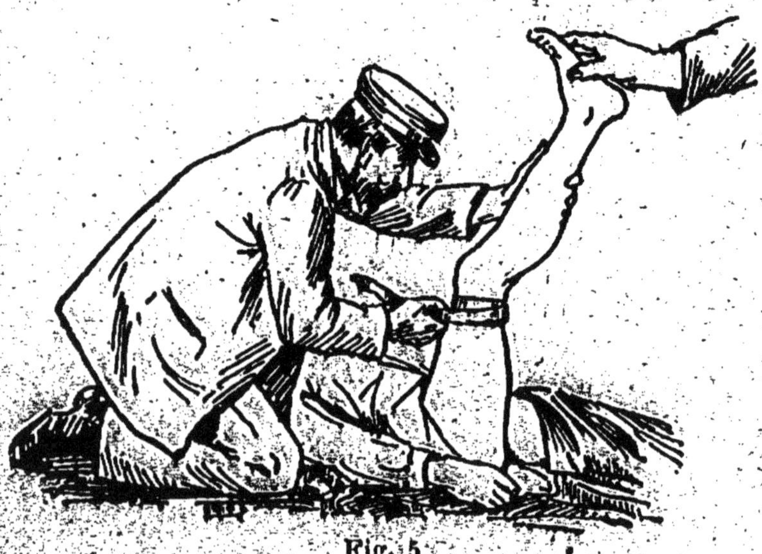

Fig. 5.

ou on l'appliquera à la racine du membre maintenu élevé et mis à nu, c'est-à-dire au haut de la cuisse ou sur le bras près de l'épaule.

Pour l'appliquer on la déroulera, on la tendra vigoureusement et on en entourera le membre de plusieurs tours superposés et fortement serrés. *(Fig. 5.)*

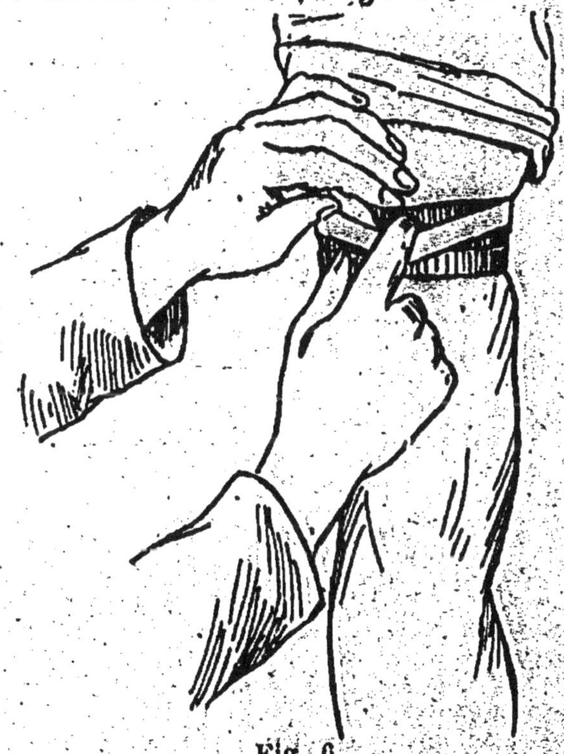

Fig. 6.

Enfin on insinuera l'extrémité de la bande sous le dernier tour *(fig. 6)*, le sang s'arrêtera et on pansera alors la plaie comme il est dit plus haut.

Une bande posée ne doit pas rester trop longtemps autour d'un membre sous peine d'accident, dont le plus redoutable serait la gangrène du membre au-dessous du point ligaturé, mais il est peu à prévoir que la tolérance soit dépassée avant l'arrivée du médecin dont le premier devoir sera de procéder de suite au pincement ou à la ligature du vaisseau blessé et de supprimer ensuite toute compression.

Garrot.— A défaut de bande hémostatique, on pourra se servir d'un mouchoir plié en cravate, noué solidement autour du membre à sa racine ; on passera sous le mouchoir un bâton ou toute autre tige rigide qu'on tournera pour serrer de plus en plus jusqu'à ce que l'hémorragie s'arrête. (*Fig. 7, voir page 31.*)

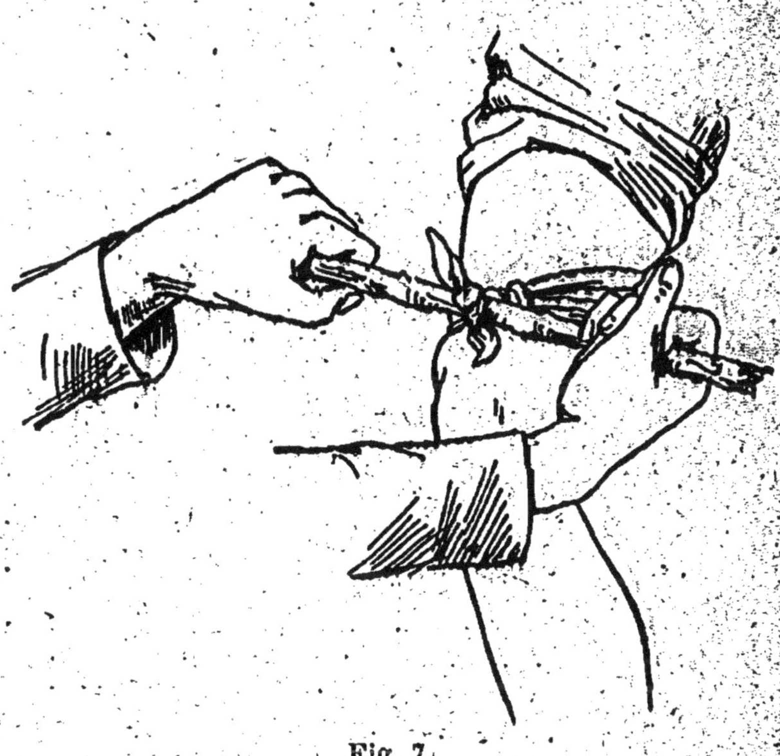

Fig. 7.

2° *Pinces hémostatiques*. — Si l'on aper-
cevait le vaisseau coupé et si ce vaisseau
dépassait les parties voisines, il faudrait
le saisir entre le pouce et l'index, le
pincer et le maintenir fermé.

On ferait prendre alors dans la trousse
métallique contenue dans la boîte de
secours une des pinces à anneaux qui

ressemblent à des ciseaux *(pinces hémostatiques)*; on saisirait, entre les mors de cette pince, le vaisseau qui saigne et au besoin les parties qui l'entourent et on fermerait la pince, en rapprochant avec force les anneaux l'un de l'autre, jusqu'à ce qu'elle ne puisse plus s'ouvrir.

On appliquerait une, deux, trois pinces, si cela est nécessaire; on comblerait la plaie avec des tampons d'ouate hydrophile imbibés d'eau de sublimé et exprimés, et on panserait, en laissant les pinces à demeure.

Mais il faut une certaine habitude, une certaine dextérité pour se servir utilement des pinces hémostatiques.

PERTE DE CONNAISSANCE

Parmi les blessés, il peut s'en trouver qui soient sans connaissance et cette perte de connaissance peut être due, soit à une *hémorragie, à la frayeur* — c'est alors une syncope, — *soit à un ébranlement du cerveau ou à des blessures de cet organe* (contusions, fracture du crâne, etc.)

Syncope.

Si la perte de connaissance est due à une syncope, *la face est pâle, cadavéreuse, les lèvres sont décolorées, la respiration est à peine sensible, les battements du cœur et du pouls sont imperceptibles, etc.*

Traitement de la syncope. — Pour ranimer un blessé atteint de syncope, il faut avant tout faciliter l'accès de l'air frais autour de lui en écartant les spectateurs toujours plus nuisibles qu'utiles :

On le fera étendre horizontalement tout à fait à plat et si cela ne suffit pas on mettra la tête plus basse que le corps ;

S'il survient des vomissements, on le placera sur le côté pour que les matières vomies n'entrent pas dans les voies aériennes ;

Il faut, en outre, desserrer et même enlever les vêtements qui compriment la poitrine, le cou, le ventre ; ôter la cravate, déboutonner ou dégrafer la ceinture, le le corsage, le gilet, etc. ;

Débarrasser la bouche et les narines du sang, de la boue et des autres corps étrangers qui empêchent l'entrée de l'air dans la poitrine ;

Faire sur le visage des aspersions d'eau froide, flageller même le visage et le devant de la poitrine avec un linge imbibé d'eau froide ;

Faire respirer de l'éther en approchant des narines soit un flacon d'éther, soit un linge sur lequel on a versé quelques gouttes d'éther ;

Frictionner vigoureusement la région du cœur avec de l'alcool camphré.

Si, malgré ces moyens, le corps reste inerte, si la face ne se colore pas, si la respiration ne se rétablit pas, on pratiquera immédiatement la respiration artificielle, *soit en élevant et abaissant alternativement les deux bras du blessé, soit par des pressions faites sur la poitrine avec les mains.*

1re manière. Par élévation et abaissement alternatifs. — On se place derrière la tête du blessé, on applique les coudes du

blessé près de la poitrine, les avant-bras
étant pliés sur les bras comme l'indique la

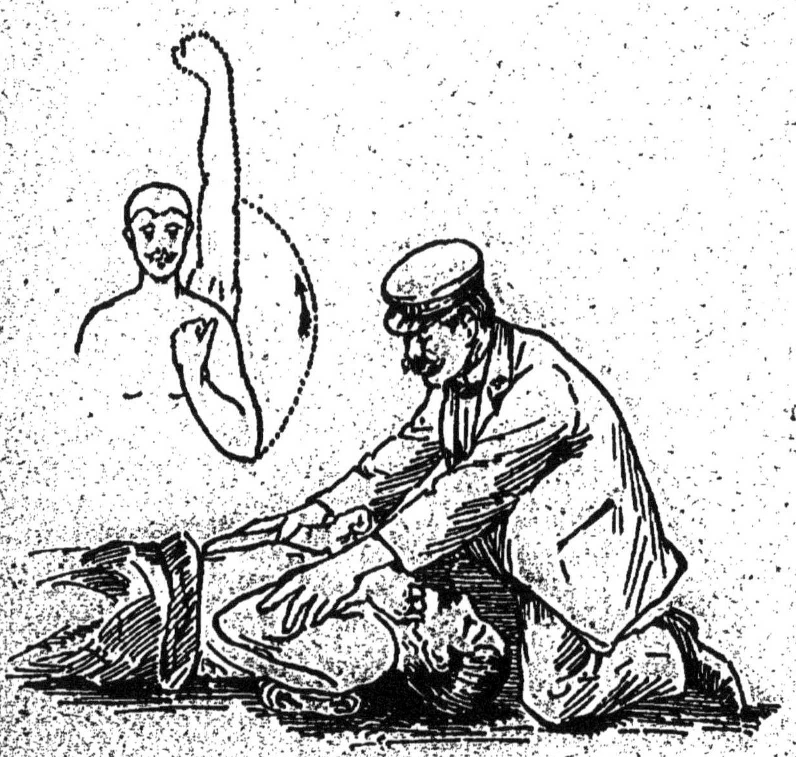

Fig. 8.

fig. 8; on saisit alors à pleine main, au-
dessous du coude, l'avant-bras droit avec
la main droite, l'avant-bras gauche avec

la main gauche; les deux membres ainsi
saisis sont ramenés de chaque côté de la

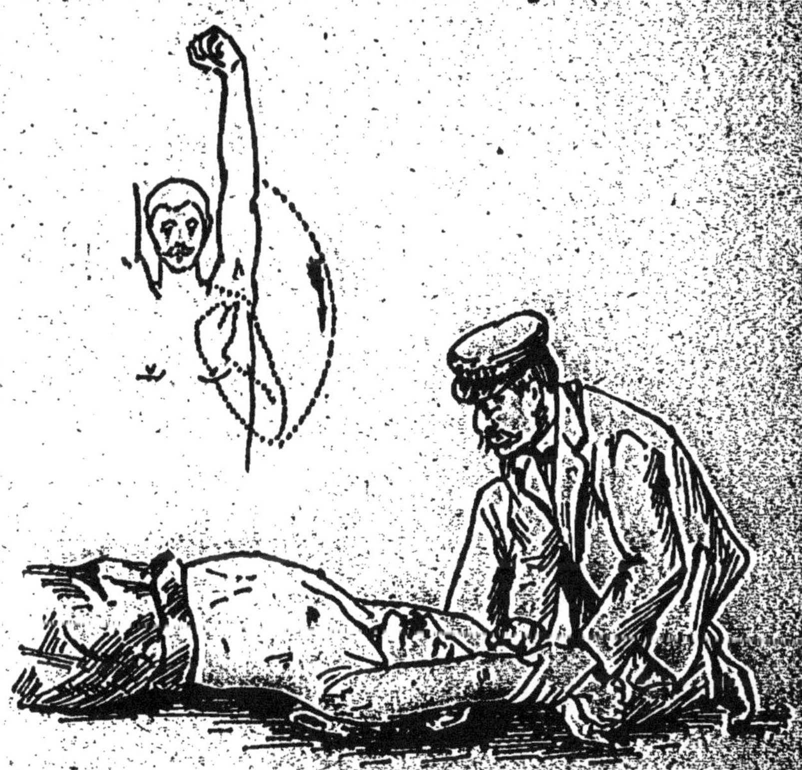

Fig. 9.

tête du blessé jusqu'à leur faire toucher
ses oreilles (*fig. 9*); puis, en les repliant,
on les amène lentement sur les côtés de
la poitrine et on presse fortement ses
coudes contre les côtes (*fig. 8*).

On reporte les bras sur les côtés de la tête, puis de nouveau sur les côtés de la poitrine en les maintenant parallèles au plan du sol ou de la table pendant le parcours de l'une à l'autre des positions extrêmes.

On recommence toujours, avec une même lenteur, les mêmes mouvements alternatifs en se guidant sur sa propre respiration, soit de 15 à 20 fois par minute.

A chaque élévation des bras la poitrine est agrandie et l'air y pénètre; à chaque abaissement la poitrine est comprimée et l'air s'en échappe. On doit entendre l'air entrer et sortir à chaque mouvement correspondant, sinon il vaut mieux recourir à la deuxième manière.

2° manière. Par pression sur la poitrine. — On applique chacune de ses mains à plat sur chaque côté de la poitrine, en bas de la poitrine, en partie sur la ventre.

On comprime alors la poitrine assez fortement mais sans secousse ni violence, puis on relâche les mains pour comprimer de nouveau et ainsi de suite.

On exécute alternativement ces deux mouvements de compression et de relâchement sans dépasser le nombre des respirations ordinaires, c'est-à-dire 15 à 20 fois par minute.

En comprimant la poitrine, on en chasse l'air ; en lâchant la poitrine, on la laisse reprendre d'elle-même sa capacité et l'air y rentre.

Tractions rythmées. — Enfin, si ces moyens ne réussissent pas, il faut avoir recours aux tractions rythmées de la langue.

Les machoires étant suffisamment écartées, on saisit la pointe de la langue entre le pouce et l'index droits recouverts d'un linge (mouchoir ou autre) pour éviter le glissement.

On la tire fortement hors de la bouche, puis on la laisse rentrer pour la tirer de nouveau et ainsi de suite.

On alterne ces deux mouvements et on les répète à intervalles réguliers, 15 à 20 par minute, jusqu'à ce que la respiration s'établisse normalement.

Il est important de tirer la langue en ligne droite ; si on l'abaissait sur le menton elle appuierait chaque fois sur les dents inférieures qui finiraient par la déchirer.

Perte de connaissance
par lésion du cerveau.

Si le blessé qui a perdu connaissance au lieu d'être pâle, a la face rouge et injectée ; si les lèvres sont violacées, les yeux saillants, la respiration bruyante, si le pouls est fort, etc., la perte de connaissance est due à une lésion du cerveau.

On placera alors le blessé la tête haute, relevée; on le débarrassera des vêtements qui compriment le cou, la poitrine; on appliquera des compresses imbibées d'eau froide sur le front; on frictionnera vigoureusement les bras et les jambes et on attendra l'arrivée du médecin.

On doit se garder de faire boire quoi que ce soit à un blessé qui a perdu connaissance; on doit attendre qu'il ait recouvré ses sens pour lui faire prendre un liquide quelconque.

FRACTURES

Les fractures sont *simples* ou *compliquées*.

Elles sont simples quand la peau qui recouvre l'os est intacte.

Elles sont *compliquées* quand elles sont accompagnées de plaies. Ces fractures sont beaucoup plus graves que les premières, parce que les plaies constituent des portes ouvertes à l'entrée des matières malpropres ou des germes d'infection.

1° **Fractures simples.**

Une fracture est évidente lorsque la partie qui en est atteinte est le siège d'une mobilité anormale ; que l'on voit le membre se plier dans un point autre que celui où existe une articulation ;

Que l'on sent et entend, si on remue le membre, un bruit de craquement résultant du frottement qu'exercent l'un sur l'autre les fragments de l'os brisé ;

Que le blessé éprouve une vive douleur au niveau de la fracture, au moindre mouvement du membre et ne peut faire usage de ce membre.

La mobilité n'est pas toujours facile à sentir ; on ne doit pas mettre de l'insistance à la rechercher, à la constater ; mieux vaut pour le blessé croire à tort qu'il y a une fracture et le soigner comme si elle existait.

En cas de fracture évidente ou soupçonnée, il faut agir avec la plus grande douceur, sinon les os pourraient sortir à travers la peau, et la fracture de simple qu'elle était deviendrait compliquée.

Les agents devront, en attendant l'arri-

vée du Médecin, suivre les indications suivantes :

A. *Fracture du membre supérieur.* —
Si la fracture siège au membre supérieur,
au bras ou à l'avant-bras, on pourra se

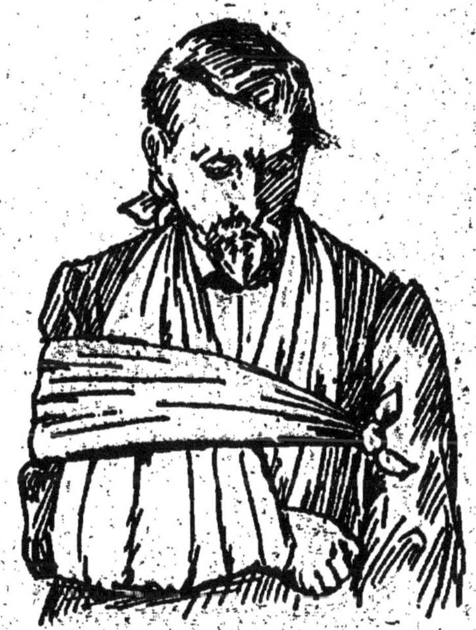

Fig. 10.

borner à soutenir le membre blessé dans
une écharpe obtenue en pliant un mouchoir, une cravate ou tout autre linge
carré suffisamment grand en triangle,

dont le milieu supporte l'avant-bras et la main, et dont les extrémités viennent s'attacher derrière le cou.

Le blessé doit ainsi attendre du secours ou en aller chercher à pied ou en voiture. Dans ce dernier cas, on maintient le membre immobile sur la poitrine avec une bande ou un mouchoir appliqué transversalement. (*Fig. 10, voir page 43.*)

B. Fractures des membres inférieurs. — Lorsque le blessé doit rester sur place pour attendre du secours, il faut l'étendre sur

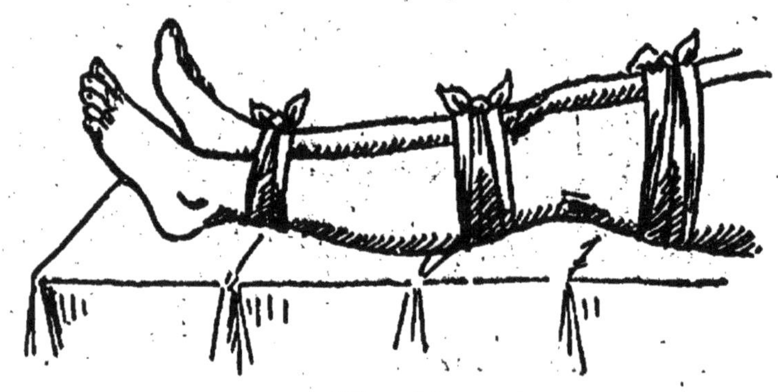

Fig. 11.

le dos, la tête un peu relevée, puis on saisit le membre fracturé par son extrémité,

une main sous le talon, l'autre sur le cou-
de-pied et en tirant un peu on le ramène
tout doucement le long du membre sain ;
on fixe les deux membres l'un contre l'autre à l'aide de mouchoirs, de linges, de
bandes, etc. ; on recommande au blessé
l'immobilité la plus complète.

La jambe saine sert ainsi de tuteur à la
jambe fracturée. (*Fig 11, voir page 46.*)

On obtiendra encore mieux l'immobi-
lisation, si, avant l'application des bandes
ou mouchoirs, on place une longue et
solide attelle au côté externe du membre
fracturé. (*Voir fig. 12.*)

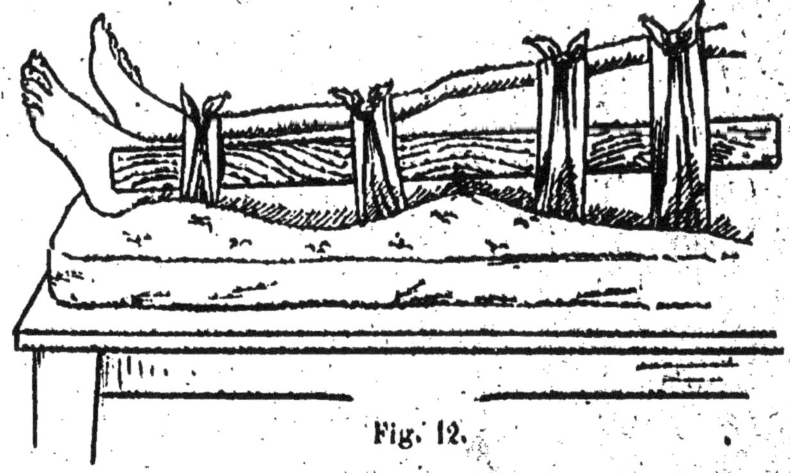

Fig. 12.

Ce sort là des moyens simples et d'une exécution facile.

Si on avait la boîte de secours à sa disposition, on y trouverait des attelles et des coussins dont on pourrait se servir.

Alors, et s'il s'agit d'une fracture simple sans grande déformation du membre blessé, on exercera de douces pressions sur ce membre de façon à lui donner, autant que possible, sa forme, sa longueur et sa direction naturelles ; puis sans même ôter les habits, on placera autour de ce membre un groupe d'attelles, deux ou trois, de grandeur convenable, en ayant soin de mettre la plus large sur le côté externe, en dehors du membre, et on les maintiendra en place à l'aide d'une bande ou de liens à boucle.

Si les vêtements restent en place et sont épais, on pourra mettre les attelles seules ; sinon il faudra placer, avant les attelles, soit des coussins de balle d'avoine, soit des tampons de ouate.

Lorsque le membre fracturé sera ainsi immobilisé, le blessé sera placé sur un brancard, un battant de porte, un coussin de wagon ou tout autre appareil permettant de le transporter.

Fractures de côtes.

Les côtes peuvent être brisées.

On doit en soupçonner l'existence, quand la respiration et la toux, qui manque rarement, sont extrêmement douloureuses.

Il faut alors serrer la poitrine avec une serviette ou un bandage de corps et, en outre, desserrer le ventre; de cette manière les côtes sont immobilisées et la respiration est assurée par les seuls mouvements de va-et-vient de la paroi du ventre.

On doit appliquer un bandage de corps

toutes les fois qu'un blessé se plaint de douleurs dans la poitrine et que ces douleurs s'exaspèrent par les mouvements de la respiration. *Bandages de corps. fig 13.*

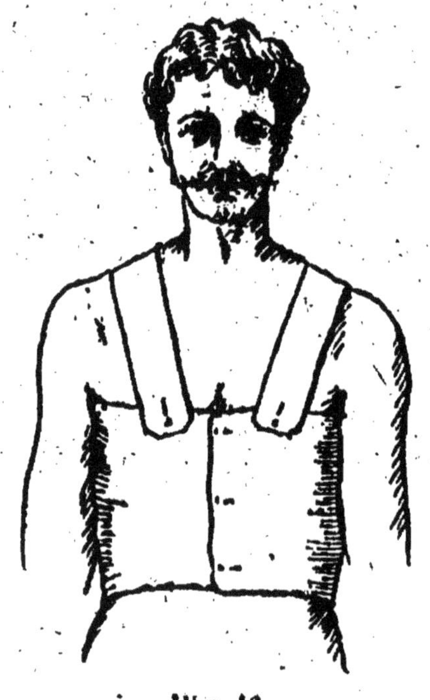

Fig. 13.

Fracture du crâne.

Il ne faut s'en préoccuper que s'il y a hémorragie. On se contentera d'appliquer un pansement (pansement individuel) à plát et de le maintenir avec une bande. Il faut faire attention, en appliquant le pansement, de ne pas augmenter l'enfoncement des os brisés.

2° Fractures compliquées.

Les fractures peuvent être compliquées de plaies.

Il faut d'abord panser les plaies, comme il a été dit plus haut (art. *Plaies.*)

Dans ce cas tout particulièrement, on prendra toutes les précautions pour n'introduire aucune impureté dans la blessure, on la lavera avec de l'eau de sublimé et on l'obturera avec soin en faisant un pansement très vaste, un peu comprimé, englobant tout le membre blessé.

Ceci fait, on traitera la fracture. Les attelles ne pouvant être appliquées directement par-dessus les vêtements puisqu'on a dû enlever ces derniers pour soigner la plaie, il faut avoir des coussins ou des tampons de ouate ordinaire à interposer entre le pansement et les attelles.

Lorsque les délabrements sont très considérables, on ne peut pas se servir des attelles ; il faut placer le membre dans une gouttière, mais en ayant soin de matelasser cette gouttière avec des compresses ou du coton avant d'y placer le membre.

Après avoir indiqué les soins que réclament les blessés dont il faut s'occuper de suite, nous allons décrire succinctement et en suivant l'ordre alphabétique ceux qu'il faut donner aux blessés atteints d'autres lésions et aux malades.

ACCOUCHEMENTS

1° Envoyer chercher immédiatement un Médecin ou une sage-femme et faire appel à la bonne volouté des femmes présentes; éloigner les curieux.

2° Étendre la personne prise de douleurs sur un brancard, voire même une porte recouverte de paille, si l'on dispose de l'un ou de l'autre de ces objets; la découvrir le moins possible.

3° Si l'enfant est expulsé, l'amener doucement et sans tirer sur le cordon, hors des vêtements, le coucher sur le dos entre les jambes de la mère, légèrement écartées, la tête étant dirigée vers l'une des cuisses, le visage étant tournée en haut, à découvert.

4° Lier solidement le cordon à 5 ou 6 centimètres du nombril de l'enfant, sans se presser, et le couper entre la mère et la ligature, au voisinage de celle-ci.

5° Faire transporter la mère sans secousses dans un endroit couvert et chaud, si possible, à moins qu'elle ne perde beaucoup de sang ; dans ce cas, il faut la laisser en place, étendue sur le dos et la tête basse, jusqu'à l'arrivée du Médecin ou de la sage-femme.

BRULURES

1° *Si la brûlure est légère et n'a déter-
miné que de la rougeur, du gonflement de
la peau, de la douleur,* il suffit d'appliquer
sur la partie brûlée des compresses imbibées d'eau froide (sans sublimé) ou mieux
s'il s'agit, par exemple, des mains, des
pieds, de plonger la partie brûlée dans un
vase rempli d'eau froide et l'y laisser
longtemps.

On renouvellera les compresses ou
l'eau du vase dès que ces compresses ou
cette eau commenceront à s'échauffer.

On recouvrira ensuite la partie brûlée
d'une couche épaisse de ouate.

2° *Si la brûlure est plus intense, si l'épi-*

derme est *soulevé* et *qu'il existe des ampoules,* on aura soin de respecter l'épiderme, de ne pas l'arracher ; on pourra toutefois percer les cloches avec une aiguille propre (flambée à l'aide d'une simple allumette) pour faire écouler le liquide qu'elles contiennent ; on appliquera alors sur la peau l'épiderme soulevé et on étendra sur la partie brûlée soit simplement une couche d'ouate, soit une compresse enduite de vaseline que l'on recouvrira d'ouate et on maintiendra le tout en place à l'aide d'une bande.

Si la brûlure est plus profonde, si les tissus sont mortifiés, on recouvrira la partie brûlée de ouate ou compresses imbibées d'eau de sublimé.

Si la brûlure est occasionnée par un liquide bouillant (l'eau des chaudières) la peau sous les vêtements continue d'être brûlée pendant un temps dont la durée dépend de la température et de la quantité du liquide absorbé par l'étoffe.

Il faut donc, sans perdre un instant, débarrasser le brûlé de ses vêtements, en les coupant vite et franchement, surtout sans les tirer, sous peine d'augmenter le mal.

CONGÉLATION

Chez les alcooliques, les gens en état d'ivresse ou les personnes épuisées par les fatigues ou les maladies, un très grand froid n'est pas nécessaire pour qu'ils éprouvent les effets de la congélation. — Cet accident est possible dans les trains longtemps bloqués par la neige.

Il y a pâleur, insensibilité; la respiration gênée peut s'arrêter.

Le plus grand danger pour le malade est d'être transporté brusquement dans un endroit chauffé.

Il faut alors frictionner énergiquement le malade avec des linges mouillés d'eau froide en alternant avec la respiration artificielle; faire respirer de l'éther (*voir ces moyens page 34*), donner du vin, du café froid.

Si certaines parties du corps : les extrémités, le nez, les oreilles, présentaient des signes de congélation qui ressemblent à ceux des brûlures, il faudrait les envelopper d'ouate ; si c'était les membres, les tenir élevés après les avoir frictionnés avec de la neige ou des linges mouillés froids, s'il n'existait pas d'ampoules.

CONTUSION

La contusion peut être simple ou accom-
pagnée de plaie. Dans ce dernier cas il y
a plaie contuse. (*Voir Plaies.*)

Contusion simple. — Si la contusion est
légère, elle est caractérisée par une teinte
bleuâtre, noirâtre ou violacée de la peau
(*ecchymose ou bleu*).

Si elle est plus intense, si des vaisseaux
importants ont été déchirés, le sang forme
une tumeur ou bosse qu'on nomme *bosse
sanguine.*

Dans le cas de contusion légère, il suffit
d'appliquer sur les parties contuses des
compresses imbibées d'eau pure et fraîche
ou d'eau additionnée d'un tiers d'alcool

campliré et d'immobiliser la partie blessée.

S'il y a bosse sanguine, on exercera
une légère compression à l'aide de la bande
qui doit maintenir le pansement.

Contusion grave. — *Broiement d'un
membre.* — La contusion peut être grave.
Il peut y avoir broiement d'un membre
par une roue de wagon, un corps conton-
dant, etc.

Dans ce cas, le blessé est plus souvent dans un état de stupeur, de *chock* :
il est pâle, insensible, et peut succomber, s'il ne survient pas une réaction
favorable.

Il faut surtout, dans ce cas, s'occuper
de l'état général, administrer des boissons
stimulantes, réchauffer le blessé, etc.

En outre, on arrêtera l'hémorragie s'il
y a lieu, et on enveloppera le membre
broyé dans de l'ouate hydrophile en couche

aussi épaisse que possible, ou dans de larges- compresses imbibées d'eau de sublimé, que l'on recouvrira d'ouate, et on le placera dans une gouttière.

CONVULSIONS. — ATTAQUES DE NERFS

Il faut éloigner les curieux, desserrer les vêtements, placer le malade horizontalement, la tête légèrement élevée sur un matelas ou par terre, dans un endroit aéré ;

· Ne pas contenir par force les mouvements, mais empêcher le malade de se heurter aux corps environnants ;

Faire respirer de l'éther en plaçant devant les narines un mouchoir sur lequel on a versé quelques gouttes de ce liquide (on doit se rappeler que l'éther est inflammable et qu'il ne faut pas l'approcher d'une lumière) ; de l'eau de Cologne, du vinaigre simple ;

Faire boire, si possible, quelques gouttes d'éther dans de l'eau sucrée ou de l'eau de fleurs d'oranger, de mélisse, mais il ne faut pas écarter de force les mâchoires.

CORPS ÉTRANGERS DANS L'ŒIL

Ils sont assez fréquents et ce sont ordinairement des parcelles de charbon, des grains de sable, des poussières, des insectes, des cils, etc., qui pénètrent dans l'œil.

Ces corps étrangers peuvent s'implanter dans l'œil (comme une écharde s'implante dans le doigt) ou rester simplement à la surface de la conjonctive ou de la cornée.

Leur présence produit une douleur vive, un écoulement de larmes, et souvent des spasmes des paupières.

Traitement. — Si le corps étranger est enfoncé dans l'intérieur de l'œil ou simplement dans ses enveloppes, il faut se contenter de lavages avec de l'eau bori-

quée tiède et attendre l'arrivée du médecin, qui seul doit l'extraire.

S'il n'est qu'à la surface de la conjonctive ou de la cornée, on essayera de l'enlever.

On commencera par les moyens les plus
simples : on soufflera sur les poussières
pour les chasser, ou on lavera l'œil avec
de l'eau tiède pour chasser le corps étranger au dehors :

Si on ne réussit pas, on emploiera le
moyen suivant :

On pincera entre le pouce et l'index
droits la peau de la paupière supérieure :
on la tirera en avant de manière à décoller
la paupière de la surface de l'œil ; aussitôt,
avec le bout de l'index gauche, on fera remonter la paupière inférieure derrière la
paupière supérieure, que l'on abaissera du
même coup aussi bas que possible, puis on
abandonnera les paupières à elles-mêmes.

Le corps étranger qui, dans ce mouvement, était resté adhérent à la paupière supérieure, sera balayé par les cils de la paupière inférieure, qui l'entraîneront au dehors.

L'amélioration est subite. Si, après avoir essayé deux ou trois fois, on échoue, il faut alors retourner complètement la paupière supérieure et luxer le cartilage tarse.

Pour cela, on appuie le petit doigt ou un crayon sur la paupière supérieure, à sa base ; on saisit ensuite le bord libre de cette paupière entre l'index et le pouce de l'autre main et on la retourne. Le cul de sac conjonctival est ainsi mis à découvert et on aperçoit le corps étranger que l'on enlève avec une bague, le doigt, un morceau de papier, etc.

On fait ensuite des lotions avec de l'eau boriquée.

Mais ce dernier procédé demande une certaine habileté, une certaine dextérité.

CRACHEMENTS DE SANG (HÉMOPTYSIE)

Lorsqu'un blessé crache ou vomit le sang, on doit craindre l'existence de lésions graves des organes internes et l'hémorragie n'a dans ces cas qu'une importance secondaire; on doit toutefois s'efforcer de l'arrêter.

On placera le blessé dans une position assise ou couchée, mais alors la tête un peu élevée; on le débarrassera de tous les vêtements qui compriment la poitrine ou le cou; on fera boire de l'eau fraîche par petites gorgées; on appliquera des compresses imbibées d'eau froide sur le devant de la poitrine, au creux de l'estomac; enfin on frictionnera les avant-bras et les jambes avec une étoffe de laine imbibée d'alcool camphré.

Si l'hémorragie était très abondante, on pourrait pratiquer la ligature des quatre membres à leur racine; c'est-à-dire au haut des cuisses et des bras, avec un mouchoir ou une bande.

ENTORSE OU FOULURE

Quand une jointure devient douloureuse, immédiatement après une violence
directe ou par suite de faux mouvements,
de mouvements forcés, on dit qu'il y a
entorse.

On l'observe surtout au cou-de-pied,
au genou, au poignet, etc,

Il faut, en cas d'entorse, plonger l'articulation foulée dans un vase rempli d'eau
froide et l'y maintenir pendant longtemps,
ou simplement recouvrir l'articulation
malade de compresses imbibées d'eau
fraîche ou d'eau additionnée d'un tiers
d'alcool camphré et immobiliser la jointure en plaçant de la ouate par-dessus les

compresses et en enroulant une bande que l'on serrera suffisamment.

Enfin on placera le membre dans une position horizontale.

Le repos absolu est le plus simple et le meilleur des traitements.

Le massage ne doit être pratiqué que par un Médecin.

LUXATIONS

Les luxations consistent dans le déplacement permanent des os d'une articulation, au niveau de leur jointure.

Elles sont souvent difficiles à reconnaître pour les personnes étrangères à la médecine.

On les soupçonnera à la déformation marquée du membre malade et surtout à l'impossibilité de tout mouvement.

Le moindre mouvement communiqué détermine des douleurs très vives, et instinctivement le blessé prend et indique la position qui lui est la moins douloureuse.

C'est dans cette position qu'il faut le maintenir jusqu'à l'arrivée du Médecin qui seul doit essayer de réduire la luxation, c'est-à-dire de remettre les os en place.

Une écharpe (drap fanon plié suivant sa diagonale) comprenant et maintenant le bras et le coude, s'il s'agit d'un bras ; un coussin placé sous la jambe, s'il s'agit du membre inférieur, seront les seuls moyens auxquels il sera nécessaire de recourir.

On peut toutefois appliquer sur l'articulation malade des compresses imbibées d'eau fraîche ou d'eau additionnée d'un tiers d'alcool camphré.

SAIGNEMENT DE NEZ (ÉPISTAXIS)

Si un blessé est atteint de saignement de nez, il faut le faire asseoir au frais, lui recommander de tenir la tête droite, de la pencher le moins possible en avant.

En outre, il faut appliquer des compresses d'eau fraîche sur le front, le nez et les renouveler souvent; faire aspirer de l'eau fraîche ou additionnée de quelques gouttes de jus de citron, de vinaigre; introduire dans les narines des bourdonnets d'ouate hydrophile; faire tenir élevé le bras du côté correspondant à la narine par laquelle coule le sang;

Enfin recommander de ne faire aucun effort pour se moucher.

SYNCOPE

Voyez *Perte de connaissance*, page 33.

INSTRUCTIONS
RELATIVES AUX MÉDICAMENTS ET OBJETS
CONTENUS DANS LES BOITES.

Alcool camphré.

S'emploie toujours étendu d'eau ; trois ou quatre fois plus d'eau que d'alcool camphré.

Il n'est jamais administré à l'intérieur.

On en imbibe des compresses que l'on applique sur les parties contusionnées.

Attelles.

Servent à maintenir provisoirement les membres atteints de fractures. Envelopper le membre avec une carde de coton, appliquer par-dessus une ou plusieurs attelles que l'on maintiendra à l'aide d'une bande ou de rubans.

Bandes enveloppées. Compresses.

Tout le monde connaît l'usage des bandes et compresses.

Une bande insuffisamment serrée glisse et ne maintient pas le pansement, mais une bande trop serrée cause de la douleur et du gonflement au-dessous de la partie serrée. Il faut donc avoir grand soin de n'exercer qu'une pression modérée en appliquant la bande.

Bande hémostatique,

Sert à arrêter la circulation dans un membre en cas d'hémorragie.

(Voir page 28.)

Drap fanon.

Pièce de linge carrée servant pour les appareils de fractures, et qu'on peut aussi employer comme écharpes en les pliant en carré long ou en triangle.

Éther.

Liquide se vaporisant à la chaleur des mains, et dont les vapeurs très inflammables peuvent prendre feu au contact d'une lumière tenue à distance, et causer ainsi de graves accidents.

On peut en faire prendre de 10 à 40 gouttes sur du sucre, ou dans un demi-verre d'eau aux personnes qui sont sur le point de perdre connaissance, ou qui reviennent à elles après une syncope. (*Voir Perte de connaissance.*)

On en fait respirer les vapeurs en mettant le goulot du flacon sous les narines.

On peut en imprégner un linge ou un morceau d'ouate pour frotter les tempes ou le creux de l'estomac.

Laudanum de Sydenham.

Ne doit jamais être administré à l'intérieur par les agents.

Ils se contenteront d'en verser 15 à 20 gouttes sur du coton, et d'appliquer sur le ventre dans le cas de *Coliques*.

Ouate hydrophile (remplace la charpie).

Très facilement inflammable, la flamme s'étend rapidement.

On ne doit y toucher qu'avec des mains très propres. Éviter de la laisser tomber en ouvrant le paquet, pour qu'elle ne soit pas souillée.

Tout paquet d'ouate ouvert depuis un certain temps, ou qui a été souillé par le contact d'objets malpropres et du sol en particulier, doit être considéré comme hors d'usage.

Paquets individuels de pansement.

Portent sur une étiquette l'indication de leur contenu et du mode d'application ; on s'en sert en cas de plaie.

Éviter de toucher la surface du pansement qui doit être appliquée sur la plaie.

Sublimé.

Se trouve dans les tubes, sous forme de pastilles qui se dissolvent dans l'eau.

Chaque pastille, contenant cinquante centigrammes de sublimé, doit être dissoute dans un demi-litre d'eau (soit deux pastilles par litre) pour avoir une solution de sublimé au millième dont les propriétés antiseptiques sont suffisantes, pour le lavage des parties blessées. On doit dans ce dernier cas se servir de coton hydrophile ou, à défaut de coton, de linge très propre, imbibé de la solution. Jamais on n'emploiera d'éponges.

Comme il serait extrêmement dangereux de faire boire par mégarde de la solution de sublimé, les pastilles renferment une matière colorante qui la rend bleue. Aussi une erreur de cette gravité serait-elle impardonnable.

Taffetas d'Angleterre.

A besoin d'être mouillé du côté de la face luisante, avec de l'eau bouillie ou la solution de sublimé. L'application est plus facile quand c'est la peau qui est mouillée à l'endroit de l'application. Assurer l'adhérence avec un tampon d'ouate ou un linge propre en appuyant tout droit, sinon le taffetas glisse et ne reste pas au point désiré.

Ne jamais employer la salive, même celle du blessé, pour mouiller, soit le taffetas, soit l'endroit malade : il peut en résulter des inflammations infectieuses.

Tube de vaseline.

Dévisser le bouchon, presser sur le tube, ce qui fait sortir la vaseline. Quand on a recueilli la quantité désirée, on visse le bouchon avant de remettre le tube dans la boîte.

La vaseline s'emploie étendue sur des linges ou de l'ouate pour couvrir les brûlures, par exemple.

Paris, le 1er Août 1899.

Le Chef du service médical,
Dr E. BAUDOT.

Vu et adopté,
Le Directeur de la Compagnie,
MARIN.

TABLE DES MATIÈRES

Blessures

Médicaments et objets de pansement.

Paris. — Imp. G. Lamy, 124, bd de la Chapelle. 10803